AF325197

UNIVERSITÉ DE LILLE

SÉANCE SOLENNELLE DE RENTRÉE
5 Novembre 1898

LA
FERMENTATION ALCOOLIQUE
ET
L'ÉVOLUTION DE LA MICROBIE

DISCOURS

Prononcé par M. le Docteur ROUX,
DE L'ACADÉMIE DE MÉDECINE,
SOUS-DIRECTEUR DE L'INSTITUT PASTEUR DE PARIS.

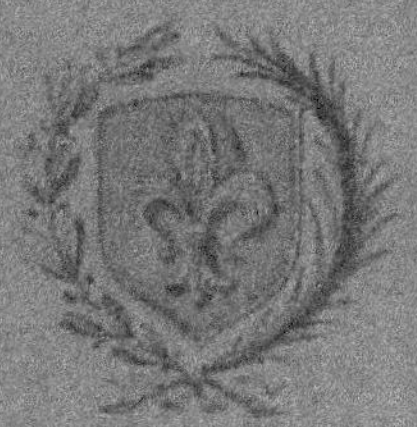

LILLE
LE BIGOT FRÈRES, IMPRIMEURS-ÉDITEURS
25, rue Nicolas-Leblanc, 25

1898

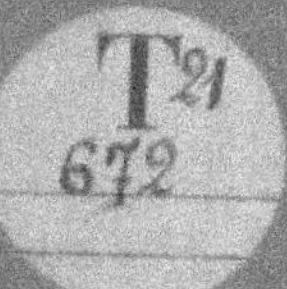

UNIVERSITÉ DE LILLE

SÉANCE SOLENNELLE DE RENTRÉE
5 Novembre 1898

LA
FERMENTATION ALCOOLIQUE

ET

L'ÉVOLUTION DE LA MICROBIE

DISCOURS

Prononcé par M. le Docteur ROUX,

DE L'ACADÉMIE DE MÉDECINE,

SOUS-DIRECTEUR DE L'INSTITUT PASTEUR DE PARIS.

LILLE
LE BIGOT FRÈRES, IMPRIMEURS-ÉDITEURS
25, rue Nicolas-Leblanc, 25
1898

Monsieur le Recteur,

Mesdames, Messieurs,

Nulle part la mémoire de Pasteur n'est plus vénérée qu'à Lille. Monsieur le Recteur, en le proclamant tout à l'heure, a soulevé vos applaudissements. L'Université lilloise, fière de son premier doyen à la Faculté des Sciences, fait aux doctrines pastoriennes une place chaque année plus grande dans son enseignement. Aujourd'hui, elle annonce à ses étudiants l'heureux achèvement du nouvel Institut Pasteur, où elle installe la chaire de Bactériologie et Thérapeutique expérimentale.

De toutes les façons d'honorer Pasteur, la meilleure est d'élever des instituts pour tirer des découvertes du Maître tout ce qu'elles contiennent.

Mais, pour constituer un Institut Pasteur, il ne suffit pas de construire des laboratoires de recherches et d'enseignement, munis de l'outillage le plus perfectionné, il faut encore y introduire l'esprit pastorien, c'est-à-dire la foi scientifique qui donne l'ardeur au travail, l'imagination qui inspire les idées, la persé-

vérance qui les poursuit, la critique qui les contrôle,
la rigueur expérimentale qui les prouve, et aussi l'indé-
pendance et le désintéressement qui sont une conséquence de l'amour passionné de la vérité. Cet esprit
vous le trouverez dans le nouvel Institut ; notre collè-
gue, M. le Docteur Calmette, qui le dirige, en est
animé et il sait le communiquer à ses élèves et à ses
collaborateurs.

Avant d'ouvrir aux étudiants les nouveaux laboratoires, le Conseil de votre Université a désiré qu'à
cette séance de rentrée il fût parlé de ce qui avait été
fait dans les anciens, ceux de votre vieille Faculté d'où
est sortie la science des microbes. Lorsque M. le Recteur est venu, au nom de l'Université, me proposer
cette tâche si honorable, j'ai accepté avec empresse-
ment ; car je savais, par expérience, qu'on est
toujours bien accueilli à Lille, quand on y vient
parler de la science et de Pasteur. M. le Recteur
rappelait, dans son allocution, qu'il y a tantôt vingt
ans que je suis entré, en qualité de préparateur, au
laboratoire de Pasteur, à l'École normale ; ce qu'il
ne vous a pas dit, c'est qu'à la même époque lui-
même travaillait au laboratoire de MM. Sainte-Claire-
Deville et Debray, et que des liens d'amitié se nouaient
entre les jeunes hommes voisins de laboratoire et
remplis de la même ardeur scientifique. Voici pourquoi M. le Recteur m'a présenté à vous en des termes
élogieux dont je serais confus, si je n'y sentais comme
le souvenir d'un temps qui nous est cher à tous deux.

Au mois d'août 1857, Pasteur, alors doyen de la
Faculté, lisait devant la Société des Sciences de Lille
un « Mémoire sur la fermentation appelée lactique ».
Ce travail n'a pas plus de quinze pages et cependant il
est la solide assise qui va porter toute une science.

Dans le même temps, Pasteur étudiait la fermentation alcoolique sur laquelle il publie, en 1860, une note
restée célèbre.

Je voudrais, Messieurs, remonter avec vous vers
ces temps déjà anciens, examiner ce qu'on savait de
la fermentation alcoolique avant Pasteur et ce qu'on
en sait aujourd'hui. L'histoire de la fermentation
alcoolique nous montrera l'évolution de la microbie
tout entière. Car cette science qui renouvelle à la fois
médecine, industrie, agriculture, est « une » et tout
progrès réalisé dans une de ses parties retentit immé-
diatement sur les autres.

Supposons donc un curieux de la nature, comme
on disait autrefois, demandant, en 1856, à un savant
autorisé, qu'est-ce que la fermentation alcoolique ?
Celui-ci aurait répondu : C'est celle qui transforme
le sucre en alcool et acide carbonique ; l'agent de
cette fermentation est la levure, qui n'est autre chose
qu'une matière azotée en décomposition et dont les
molécules animées d'un mouvement particulier com-
muniquent au sucre l'ébranlement qui le désagrège
en alcool et acide carbonique. Si notre questionneur
faisait observer que Cagniard-Latour avait prouvé que
la levure est un être vivant se reproduisant par bourgeonnement, le savant aurait répliqué : qu'il se pouvait que la levure fût un être vivant, mais qu'étant
vivante elle doit mourir, et que morte elle devient
ferment parce qu'elle se désorganise. Et que d'ailleurs,
c'était un fait bien connu que nombre de matières
azotées en décomposition, fibrine, gluten, vieux fro-
mage, étaient capables, suivant les circonstances, de
déterminer les fermentations lactique, butyrique et
même la fermentation putride. Et enfin, si son inter-
locuteur ne lui avait pas paru satisfait, il aurait ajouté

que telle était la théorie de Liebig, autorité incontestable en la matière.

Notre curieux de 1856, Mesdames et Messieurs, c'est Pasteur. Mais, en réalité, il ne s'est adressé à aucun savant ; d'avance il connaissait leur réponse et il n'était pas satisfait d'entendre dire que la levure, être vivant, agit sur le sucre précisément quand elle est morte. Il préférait interroger directement la nature au moyen de l'expérience. Avec la nature la conversation est quelquefois lente, mais toujours instructive.La question fut posée dès 1856 ; la réponse ne vint qu'en 1859, écoutez combien elle est nette et précise :

« La fermentation alcoolique, dit Pasteur, est un » acte corrélatif de la vie et de l'organisation des cel- » lules de levure, non de la mort ou de la putréfaction » de ces cellules. Une partie des éléments du sucre » sert à la levure à faire ses tissus ; elle se reproduit » et augmente de poids pendant la fermentation ».

Et comment Pasteur prouve-t-il qu'il en est ainsi? Par une seule expérience d'une simplicité admirable et d'une portée plus admirable encore, par une de ces expériences « à la Pasteur » qui rendent toutes les autres inutiles, mais à laquelle on arrive seulement après des essais cent fois variés. Elle consiste à préparer un liquide fermentescible contenant de l'eau pure, du sucre parfaitement cristallisé, un sel ammoniacal qui fournira l'azote,et des sels minéraux, dont aucun être vivant ne saurait se passer. Dans ce milieu, il n'y a point de matière organique azotée indispensable, d'après Liebig, à toute fermentation. Si une trace de levure qu'on y dépose s'y développe en provoquant la fermentation, il faudra bien admettre que celle-ci est un phénomène de vie correspondant au développement de la levure. En faisant l'expérience, Pasteur a vu l'acide carbonique se dégager, la levure augmenter, et, quand le dégagement gazeux a été terminé, il a constaté que tout le sucre avait disparu, transformé en alcool, acide carbonique et en une petite quantité de glycérine et d'acide succinique.

La fermentation alcoolique n'est pas la seule qui soit fonction de la vie d'un être microscopique. Toutes les autres sont dans le même cas. Déjà, en 1857, Pasteur avait démontré que le ferment lactique est un être organisé beaucoup plus petit que la levure et se reproduisant non plus par bourgeonnement, mais par division transversale. Ensuite il fait voir que la fermentation butyrique est causée par un vibrion particulier qui vit sans air. De même la fermentation du tartrate de chaux et la fermentation putride des matières albuminoïdes sont produites par des microbes spéciaux.

Résumant tous ces faits en un corps de doctrine, Pasteur peut proclamer dès 1862 :

Que les ferments sont des êtres vivants ;

Qu'à chaque fermentation correspond un ferment particulier ;

Que ces ferments proviennent de parents semblables à eux, qu'ils naissent de germes et jamais spontanément.

Quel chemin parcouru en six années et que de progrès découlent naturellement de ces propositions si claires !

Puisque le ferment alcoolique est organisé il a ses exigences, comme tous les êtres vivants. Nous ne pouvons plus le regarder comme une substance chimique qui va réagir dès qu'elle sera en présence du sucre fermentescible ; c'est une plante délicate dont nous devons étudier les conditions de développement. Il faut préparer le moût de telle sorte que la levure y trouve une nourriture appropriée à ses besoins, lui donner l'acidité qui convient, l'entretenir à la température favorable, puisque la production de l'alcool est fonction de la croissance du ferment.

Il est évident aussi que notre fermentation ira d'autant mieux que la levure sera seule dans le milieu. Si quelque microbe se développait à côté d'elle, il lui disputerait la nourriture, utiliserait pour son compte une partie du sucre, et le résultat de cette concurrence serait un abaissement dans le rendement en alcool. Dans la cuve, les mauvais ferments étouffent le bon, comme dans un champ de blé les plantes parasites étouffent la bonne récolte.

Nous voici sortis de l'empirisme et munis d'une idée directrice. Pour obtenir de bonnes fermentations alcooliques, préparons d'abord, à la levure, un milieu qui lui convienne bien, semons-la dans ce milieu sans y introduire aucun autre microbe. En un mot, faisons nos fermentations alcooliques avec pureté.

La culture pure de la levure, Pasteur l'a réalisée le premier dans ses expériences qui ont fondé les principes. La méthode des cultures pures a été entre ses mains le moyen puissant qui a tout renouvelé.

Aujourd'hui rien n'est plus simple que de faire une culture pure ; mais, en 1856, que de difficultés Pasteur n'a-t-il pas surmontées avant d'y parvenir ? D'abord il lui a fallu débrouiller les causes de l'altération des infusions organiques, puis trouver le procédé sûr de les stériliser, ensuite apprendre à purifier les ferments eux-mêmes en les débarrassant des microbes qui les souillent. Car dans milieu pur il faut apporter semence pure. Pour cela il a été nécessaire d'imaginer une technique simple et précise. Chacun peut aujourd'hui la connaître après quelques jours passés dans un laboratoire de bactériologie ; pour l'établir Pasteur et ses collaborateurs ont dû faire preuve d'une ingéniosité jamais épuisée.

Viticulteurs, Brasseurs, Distillateurs, si vos fermentations ne sont pas pures, vous ne ferez rien qui vaille. Vos vins ne seront pas de garde ; vos bières, jamais semblables à elles-mêmes, seront toujours prêtes à s'altérer ; vos alcools seront mauvais au goût et vos rendements abaissés. Car les microbes parasites qui envahissent les fermentations alcooliques sont la cause des maladies des vins et des bières. Ils mangent le sucre de vos moûts de distillerie pour en former ces produits infects qui déprécient l'alcool. Diminution du rendement et de la qualité, voici la conséquence des fermentations impures.

Tout cela est contenu dans cette phrase de Pasteur : « la fermentation alcoolique est corrélative de la vie de la levure ». Et cependant la méthode des cultures pures n'a passé du laboratoire dans l'industrie qu'après que Pasteur eût multiplié les preuves. Ses études sur le vin, son livre sur la bière ont fait des sciences véritables de l'art empirique du viticulteur, de celui du brasseur et du distillateur. Si bien que ceux-ci n'ont eu souvent qu'à transporter dans leur industrie, en les agrandissant, les appareils imaginés au laboratoire.

En fermentation alcoolique ce n'est pas tout que de cultiver la levure avec pureté. Il y a levure et levure. Cette petite plante microscopique a ses races, ses variétés comme les plantes supérieures, et Pasteur nous a appris que la qualité des produits diffère suivant la levure employée. Il nous a enseigné à améliorer les fermentations par un choix judicieux de la race du ferment. Le vin de tel cru doit en partie son bouquet à la levure qui se trouve naturellement dans le vignoble ; il suffira de semer abondamment celle-ci dans un moût de cépages moins illustres pour donner au vin des qualités nouvelles. La limpidité, la saveur fraîche et délicate de telle bière est due à la levure mise en œuvre. De même la droiture de goût de l'alcool de telle distillerie tient au levain qu'on y emploie. C'est aujourd'hui toute une industrie que la préparation des levures sélectionnées.

On peut même associer ces levures entre elles, parfois on va plus loin, on fait travailler avec la levure des espèces microbiennes tout-à-fait différentes. C'est le cas de cette moisissure que M. Calmette ensemence sur les grains cuits pour transformer leur amidon en sucre et préparer le terrain à la levure qui donnera alors une rapide et excellente fermentation alcoolique. Mais ces combinaisons de levures variées ou de moisissures et de levures doivent encore être faites avec pureté, car le principe de la pureté des cultures ne peut être négligé sans dommages.

Il semble qu'arrivé à ce point nous n'ayons plus rien d'essentiel à apprendre sur la fermentation alcoolique. Nous connaissons la bonne méthode ; jusqu'à ce jour elle n'a montré aucune défaillance et a résolu tous les problèmes qu'on lui a posés.

La pratique n'est pas le but unique. Un esprit philosophique comme celui de Pasteur s'est souvent demandé par quel mécanisme la levure transforme le sucre en alcool ?

« Dira-t-on, écrit-il en 1860 dans le mémoire sur la » fermentation alcoolique, que la levure se nourrit de

» sucre pour le rendre ensuite comme un excrément
» sous la forme d'alcool et d'acide carbonique ?
» Dira-t-on au contraire que la levure produit en
» se développant une matière telle que la pepsine
» qui agit sur le sucre et disparaît aussitôt épui-
» sée, car on ne trouve aucune substance de cette
» nature dans les liqueurs ? Je n'ai rien à répondre
» au sujet de ces hypothèses. Je ne les admets ni ne
» les repousse et je veux m'efforcer toujours de ne
» pas aller au delà des faits. Et les faits me disent
» seulement que toutes les fermentations proprement
» dites, sont corrélatives de phénomènes physiolo-
» giques ».

Cependant la question reste posée, et toute question
bien posée finit par recevoir une réponse.

Quand Pasteur se demande si la levure ne pro-
duirait pas une substance telle que la pepsine capable de dédoubler le sucre en alcool et acide carbonique, il songe à une action possible de ferment
soluble.

En effet, à côté des fermentations proprement
dites dont les agents sont les ferments figurés ou
microbes, on a observé toute une série de phénomènes qui s'en rapprochent et qui sont provoqués
par les ferments dits solubles, appelés aussi diastases
ou enzymes. Ces diastases ne sont pas des êtres
organisés puisqu'elles se dissolvent dans les liquides,
mais des substances chimiques complexes.

Un exemple de fermentation par enzyme connu de
de vous tous, est celui de la transformation de l'amidon en sucre au moyen du malt. Dans l'orge germé
ou malt, il existe une matière particulière qu'on ne
trouve point dans le grain avant sa germination. Elle
est soluble dans l'eau et convertit lentement à froid,

rapidement à la température de 55°, l'amidon en dextrine, puis en maltose. Cette réaction est utilisée en brasserie et fournit le sucre que la levure transformera ensuite en alcool et acide carbonique. A la substance active du malt, on a donné le nom d'amylase Ce qui caractérise cette amylase, c'est qu'à dose très petite, elle produit un effet très grand. Un gramme d'amylase retirée d'un bon malt saccharifie un kilogramme d'amidon. C'est pour cela que l'on rapproche l'action des diastases de celle des microbes qui, eux aussi, en quantité infime, transforment des masses considérables de matière. Avant Pasteur on confondait les deux phénomènes sous le nom commun de fermentation. Mais la grande différence entre diastases et microbes est que les microbes vivent et se reproduisent, tandis que les diastases sont des substances chimiques non organisées.

Une autre fermentation diastasique plus intéressante encore s'opère en ce moment dans l'estomac de chacun de nous. Je félicite ceux d'entre vous qui ne s'en aperçoivent pas, car c'est un signe qu'elle s'accomplit bien et rien n'est plus important, puisqu'il s'agit de la digestion de nos aliments. Ils sont dissous dans notre estomac par le moyen d'une diastase appelée pepsine, qui transforme la viande que nous avalons en peptones solubles. Cette pepsine est très active et rien n'est plus étonnant et en même temps plus satisfaisant que la rapidité avec laquelle elle dissout un diner tout entier, chez ceux dont les glandes stomacales sécrètent une bonne pepsine.

La pepsine, en effet, comme l'amylase, comme toutes les enzymes, est élaborée par des cellules vivantes. Les diastases sont intimement liées à la vie, chaque cellule en fabrique et leur rôle apparaît de jour en jour plus considérable. Elles gardent de leur origine une fragilité excessive : une foule de réactifs les altèrent ; l'eau suffit quelquefois à les modifier. Une température de 70° fait disparaître leurs propriétés, si bien qu'elles paraissent aussi délicates que les cellules d'où elles proviennent.

Les actions chimiques qu'elles déterminent sont spécifiques : c'est-à-dire que l'amylase qui liquéfie l'amidon et le transforme en sucre ne rendra point soluble l'albumine, et la pepsine qui dissout le blanc d'œuf cuit ne convertira point l'amidon en maltose. Toutefois pepsine et amylase ont cela de commun que la transformation qu'elles font subir l'une à l'amidon, l'autre à l'albumine, consiste dans l'addition à ces corps de molécules d'eau. Ces diastases ont une action hydratante, elles sont hydrolisantes comme on dit.

Toute cellule vivante, vous disais-je, élabore des enzymes. Les microbes, qui sont des cellules en général douées d'une vie intense, et notamment notre levure, sont grands fabricateurs de diastases. Dubrunfaut a fait voir, il y a bien longtemps, que le sucre de canne ne fermente pas directement en présence de la levure. Celle-ci ne saurait l'utiliser sans le transformer en sucre interverti, précisément au moyen d'une diastase spéciale, la sucrase, découverte par M. Berthelot. Rien n'est plus facile que de mettre cette sucrase en évidence dans la levure.

Mettons de la levure jeune et bien lavée à macérer dans de l'eau distillée, jetons-la sur un filtre serré, nous obtenons un liquide très clair. Ajoutons-y un peu de sucre de canne ; après quelques minutes, nous pouvons constater que le sucre de canne a été transformé en sucre interverti par quelque chose qui est sorti de la levure. Ce quelque chose est une enzyme, la sucrase.

Pourquoi la levure, qui fait de la sucrase, ne ferait-elle pas aussi une alcoolase capable de dédoubler le sucre en alcool et en acide carbonique ?

M. Berthelot y a pensé et a cherché si la macération de levure ne transformait pas aussi le sucre en alcool. Le résultat a toujours été négatif, et M. Berthelot, qui tenait à ce ferment alcoolique soluble qu'il ne pouvait mettre en évidence, a supposé qu'il était consommé au fur et à mesure de sa production et par l'acte même qu'il détermine. De sorte que, dans les conditions des essais, il n'en restait pas qu'on pût déceler.

Plus tard, Claude Bernard, le grand physiologiste, suivant des notes publiées seulement après sa mort, aurait cru qu'un ferment alcoolique soluble existait dans le raisin pourrissant. Pasteur démontra que Bernard s'était fait illusion dans ces recherches si difficiles.

D'autres encore se mirent à la recherche de l'alcoolase. M. Denys Cochin fit au laboratoire de M. Pasteur des tentatives qui n'aboutirent pas. Pasteur lui-même entreprit des expériences sur le sujet, et je me souviens qu'à l'époque où j'entrai à son laboratoire, il essayait d'extraire le ferment alcoolique soluble des cellules de levure en les broyant dans un mortier, en les congelant pour les faire éclater, ou encore en les mettant dans des solutions salines concentrées pour forcer le suc à sortir par osmose à travers l'enveloppe. Vains efforts. Pasteur ne trouva pas l'alcoolase, si bien que s'il croyait son existence possible il ne pensait pas qu'elle fût une réalité.

Pourquoi, diriez-vous, tant d'acharnement après

cette alcoolase ? Quel prix si grand était attaché à son existence ? En espérait-on quelque changement important dans la fabrication de l'alcool ? Point du tout. Berthelot, Bernard et Pasteur n'avaient en vue aucun perfectionnement pratique ; entre eux il y avait simplement divergence dans les idées. Mais c'est le propre des esprits élevés de se passionner pour les idées. Ils ne pensaient pas de même à propos des fermentations. Pour Pasteur, la fermentation alcoolique était corrélative de la vie de la levure, pour Bernard et M. Berthelot elle était une action chimique comme toutes les autres, et pouvait s'accomplir sans la participation des cellules vivantes. Aussi, cherchaient-ils l'enzyme qui, ajoutée à du sucre, dans un verre à expérience, donnerait de l'alcool, afin d'enlever à la fermentation son caractère de réaction vitale.

A regarder les choses sans idée préconçue, on ne comprend pas bien pourquoi la transformation du sucre par la levure cesserait d'être un acte vital si on arrivait à retirer de cette levure un ferment alcoolique soluble agissant ensuite *in vitro* ? Ce ferment alcoolique est sûrement corrélatif de la vie; qu'importe qu'une fois formé il dédouble le sucre dans la cellule même ou en dehors d'elle ? Ce qui importe réellement c'est de savoir en dehors de toute interprétation, si la diastase alcoolique existe ou n'existe pas ?

Après cette discussion entre Pasteur et Berthelot, les chercheurs un peu découragés se disaient que les diastases connues jusqu'alors déterminent des hydratations, c'est-à-dire des réactions chimiques simples, facilement réalisables par les moyens habituels, action de la chaleur, des acides, des alcalis.

Ainsi, la sucrase intervertit le sucre de canne, les acides étendus en font autant : l'amylase saccharifie l'amidon, l'acide sulfurique agit de même. Au contraire, le moyen par lequel la levure transforme le sucre en alcool et acide carbonique est sans doute de tout autre nature, les réactifs chimiques n'y parviennent pas et de plus il y a dégagement de gaz, ce qu'on n'observe dans aucune action de diastase.

Telles étaient les réflexions suggérées par tant d'efforts superflus, et elles paraissaient justifiées. Heureusement, la nature n'est pas influencée par les réflexions des savants et bientôt ils devaient découvrir des actions de diastase avec dégagement gazeux.

Elles nous ont été révélées par M. G. Bertrand, à qui nous devons la connaissance certaine des diastases oxydantes ou oxydases, très répandues chez tous les êtres vivants.

Dans le suc de l'arbre à laque, M. Bertrand a trouvé un ferment soluble qui détermine l'oxydation du laccol et le transforme en ce vernis, noir, insoluble, quasiment inaltérable, la laque des Chinois et des Japonais. Ce ferment, appelé laccase, fixe l'oxygène de l'air sur certains corps de la série aromatique analogues au laccol par leur constitution. Le pyrogallol notamment, en présence de la laccase, absorbe l'oxygène de l'air, forme de la purpurogalline avec dégagement d'acide carbonique. Assurément, cette réaction n'est point comparable à celle du dédoublement du sucre en alcool et acide carbonique, où il n'y a pas absorption de l'oxygène de l'air. Mais, ce premier exemple d'une transformation chimique, avec dégagement gazeux provoqué par un ferment soluble, nous montre que ceux-ci sont capables d'actions

tout à fait inattendues, et qu'il ne faut pas désespérer
de trouver des enzymes alcooliques.

Malgré tout, la découverte de l'alcoolase se serait
sans doute fait attendre si la médecine n'était pas
venue en aide à la chimie. Voici, penserez-vous, qui
est surprenant : les méthodes médicales étant, en
général, de celles dont se gardent les chimistes. Autrefois, sans doute ; — il n'en est plus de même aujour-
d'hui et c'est précisement parce que la médecine a
pris aux sciences exactes la vraie méthode expérimentale qu'elle est en état de leur prêter à son tour.
Voici comment la chose s'est faite. Pasteur, en donnant l'explication des fermentations, avait du même
coup donné celle des maladies contagieuses. Chaque
fermentation est causée par un microbe-ferment qui
se développe dans le milieu fermentescible ; chaque
maladie infectieuse est produite par un microbe-virus
qui pullule dans le corps de l'homme ou de l'animal
malade. La ressemblance entre fermentation et maladie contagieuse est si complète, qu'il n'y a eu qu'à
transporter en médecine la théorie des fermentations,
et l'on peut dire que Pasteur avait révolutionné la
médecine avant d'avoir entrepris l'étude d'aucune
maladie.

Les médecins se mirent donc à l'étude des microbes
pathogènes et bientôt ils s'aperçurent qu'ils sont pro-
ducteurs de poisons. Lorsque le microbe de la peste
ou celui de la fièvre typhoïde se développe dans notre
corps, ils y élaborent des poisons spécifiques et c'est
pour cela qu'ils nous tuent.

Toute maladie infectieuse se termine par un empoi-
sonnement. Ces poisons microbiens jouent un rôle
si important qu'on s'est efforcé de les obtenir, on y a
réussi pour quelques-uns d'entre eux, tels que le poi-

son du choléra, de la diphtérie, du tétanos, etc. Le bacille tétanique, par exemple, croît facilement dans le bouillon de viande, privé d'air, en y préparant un poison. Il suffit de séparer les microbes au moyen du filtre Chamberland pour avoir une liqueur tout-à-fait limpide qui renferme le plus terrible des poisons connus, puisqu'un centimètre cube peut faire périr du tétanos au moins dix chevaux de 500 kilog. et sans doute plus d'une centaine d'hommes.

Ces poisons microbiens ressemblent beaucoup aux diastases et c'est là où j'en voulais arriver. Nous les retirons du liquide de culture des microbes pathogènes, comme nous retirions la sucrase du moût où a cultivé la levure. Le poison est évidemment élaboré par la cellule microbienne d'où il passe dans le liquide environnant. Mais on s'aperçut bientôt que tous les microbes pathogènes ne laissent pas répandre leur poison dans le liquide de culture. Quelques-uns le gardent dans l'intérieur des cellules et on peut tuer celle-ci par la chaleur ou les antiseptiques sans qu'il en sorte. Dans ce cas, les corps microbiens sont eux-mêmes toxiques et le liquide qui les baigne ne l'est pas. Il y a même de ces poisons qui font si bien corps avec les microbes que le problème de leur extraction, à l'état de solution, est un des plus difficiles de la bactériologie. M. Hans Buchner a voulu les retirer par macération des corps microbiens dans des solutions alcalines ; le plus souvent, alcalis et acides les altèrent irrémédiablement. Aussi les bactériologistes ont-ils résolu de ne plus les violenter par aucun réactif chimique, et de les faire sortir par des moyens mécaniques, le broyage par exemple.

M. Koch prépare sa nouvelle tuberculine en broyant les bacilles tuberculeux, et vous pensez bien que ce n'est pas une petite affaire que de casser en morceaux des corps d'un dix-millième de millimètre de large et de 3 à 4 millièmes de millimètre de long. Il faut avoir recours à des appareils mécaniques qui ne se fatiguent point et peuvent broyer aussi longtemps qu'il est nécessaire.

Ce fait de l'adhérence extraordinaire de certains poisons aux microbes qui les produisent, a mis sur la bonne voie de l'extraction du ferment soluble alcoolique. M. Edouard Buchner, de Munich, le frère de M. Hans Buchner, le bactériologiste bien connu, a eu l'idée de broyer la levure pressée, avec du sable quartzeux pour déchirer les enveloppes des cellules, d'y ajouter de la terre d'infusoires et ensuite de comprimer la pâte obtenue à la pression de cinq cents atmosphères à la presse hydraulique. Le jus de la levure reçu sur un filtre de papier est recueilli dans un vase refroidi pour éviter toute altération. Il est d'une couleur jaunâtre, coagulable par la chaleur et riche en diverses diastases. Il renferme notamment cette alcoolase tant cherchée. Il suffit d'ajouter à ce jus du sucre de canne en poudre pour qu'au bout de quelques minutes, l'acide carbonique se dégage comme il le fait d'une fermentation alcoolique en pleine activité. C'est là vraiment une expérience saisissante qu'on ne se lasse pas de regarder. Je voudrais pouvoir vous la montrer au lieu de vous la décrire. Le dégagement d'acide carbonique se poursuit pendant plusieurs jours sans l'intervention d'aucune cellule vivante.

Dans une expérience de M. Buchner, 20 grammes de saccharose traités par 100 centimètres cube de jus, ont disparu en vingt-trois heures en donnant 12 gr. 2 d'acide carbonique et 12 gr. 4 d'alcool, avec une perte de 1 gr. 4 °/₀. Le sucre s'est dédoublé en alcool et acide carbonique à peu près suivant l'équation de Gay-Lussac.

Ce jus, chargé d'alcoolase, perd son activité après un ou deux jours, à la température ordinaire, et, si on veut faire provision de diastase, il faut le concentrer rapidement dans le vide et ensuite le dessécher complètement. La poudre obtenue, dissoute dans l'eau, fournit un liquide légèrement trouble qui dédouble le sucre presque instantanément.

Maintenant, Mesdames et Messieurs, retournons-nous et jetons un coup d'œil sur le chemin parcouru depuis Pasteur jusqu'à Ed. Buchner. Nous voyons nettement les étapes par où a passé la fermentation alcoolique.

La fermentation alcoolique, dit Pasteur, est corrélative de la vie de la levure. En conséquence, toute l'attention se porte sur la levure en tant qu'être vivant ; on s'efforce de bien la nourrir, de la sélectionner, de la garder pure. Puis on l'envisage non plus en elle-même, mais au point de vue des substances chimiques qu'elle élabore, et, aujourd'hui, elle nous apparaît comme préparatrice de diastases dont l'action chimique est relativement simple.

Cette évolution est justement celle de la microbie tout entière.

Les maladies infectieuses étant causées par le développement, dans le corps de l'homme et des animaux, de microbes parasites, il a fallu rechercher le microbe particulier à chaque maladie. Cela a été la besogne du début, celle qui a éclairci l'étiologie des affections contagieuses. Alors la thérapeutique des maladies apparaissait comme des plus simples. Pour guérir, il n'y avait qu'à tuer le microbe dans le corps même du malade au moyen d'un antiseptique bien choisi. Quelque soin que l'on mit dans ce choix, l'antiseptique d'ordinaire nuisait plus au patient qu'au microbe, et l'on se dit que, puisque guérir était si difficile, il valait mieux prévenir. Les microbes pathogènes viennent du dehors, ils sont donc évitables si nous savons où ils habitent dans le milieu extérieur et comment ils pénètrent en nous. La résolution de ces questions est la tâche de l'hygiène scientifique qui nous apprend à purifier les eaux d'alimentation, à désinfecter les matières contaminées et économise ainsi tant de vies humaines.

Puis l'attention s'est concentrée sur ce fait, connu depuis longtemps, que les hommes et les animaux qui ont subi une première atteinte d'une maladie infectieuse ne la prennent pas de nouveau. Ils ont acquis l'immunité. Cette immunité, la vaccine Jennérienne la donne contre la variole, et Pasteur, par un coup de génie, a découvert la méthode d'atténuation qui convertit les virus en vaccins préservateurs.

Quand on a été maître de conférer l'immunité à volonté, on s'est demandé en quoi elle consiste, et Metschnikoff a trouvé que la défense de l'organisme était réalisée par des cellules mobiles, capables d'englober et de digérer les microbes envahisseurs. Tous les moyens efficaces de prévenir et de guérir les infections ont précisément pour résultat de renforcer les cellules défensives, les phagocytes.

Enfin, les microbes nous tuant par les poisons qu'ils sécrètent, la médecine des maladies infectieuses est devenue la toxicologie microbienne, et sa thérapeutique la science des contrepoisons ou des antitoxines que Behring nous a révélée.

Vous le voyez, Messieurs, la science des microbesferments et celle des microbes-virus aboutit à l'étude de réactions chimiques qui sont pour la plupart des actions de diastases. Car si les enzymes des microbes pathogènes leur servent à attaquer l'organisme, les enzymes des phagocytes servent à le défendre.

La chimie a pris possession de la microbie, et comme le dit si bien M. Duclaux, on peut prévoir qu'elle ne la lâchera pas.

La découverte de la zymase alcoolique est donc une de celles dont l'importance ne saurait être diminuée. Est-il vrai, comme on l'a dit, qu'elle inaugure une ère nouvelle en ruinant les théories de Pasteur sur la fermentation ? Maintenant que l'on fait de l'alcool en ajoutant une poudre diastasique à une solution sucrée, peut-on encore soutenir la fameuse proposition mère de tant de progrès : « La fermentation est corrélative de la vie de la levure » ? Je crois qu'elle reste toujours debout.

Assurément le dédoublement du sucre par l'alcoolase est une réaction purement chimique, mais la préparation de la zymase est un acte vital et puisqu'on ne fait pas encore d'alcoolase sans cellule vivante, la fermentation alcoolique reste corrélative de la vie de la levure.

Mais il n'est pas déraisonnable de croire qu'un jour viendra où nous serons aussi habiles que la levure elle-même et où nous ferons des alcoolases de toute pièce.

Penser que l'on puisse obtenir une zymase par synthèse ! C'est oublier toutes leurs qualités, leur composition si compliquée et leur fragilité, qui n'a d'égale que celle des êtres vivants !

Revenons, Messieurs, pour un instant aux oxydases

de M. G. Bertrand, et vous verrez que je ne suis peut-être pas si téméraire.

M. Bertrand a constaté que la diastase du suc de l'arbre à laque fixe l'oxygène sur certains corps de la série aromatique. Par quel mécanisme agit cette laccase ? Pour pénétrer la réaction qu'elle provoque, il faudrait, semble-t-il, connaître sa constitution à elle-même et nous ne savons pas la préparer à l'état de pureté ; elle échappe donc à nos moyens d'analyse. M. Bertrand s'est contenté d'examiner les cendres qu'elle laisse après calcination : il y a trouvé une forte proportion de manganèse, jusqu'à 2 °/₀ du poids. Il s'est dit que ce manganèse n'était pas là pour rien, d'autant plus qu'il avait remarqué que plus une laccase est active, plus elle en contient. Or, il est de notion vulgaire en chimie que le protoxyde de manganèse est avide d'oxygène, qu'il l'absorbe pour se transformer en bioxyde de manganèse. Ce bioxyde à son tour cède facilement de l'oxygène pour revenir à l'état de protoxyde prêt à fixer à nouveau l'oxygène.

Ce manganèse ne servirait-il pas d'intermédiaire pour le transport de l'oxygène de l'air sur la matière oxydable ? La réaction jusqu'ici si mystérieuse de la laccase ne trouverait-elle pas ainsi une explication toute simple ? Pour jouer ce rôle de convoyeur de l'oxygène, il est nécessaire que dans la laccase l'oxyde de manganèse ne soit pas lié en une combinaison très stable : il y serait immobilisé. Il y est sans doute uni à quelque substance organique faiblement acide, tout juste assez pour le maintenir en solution.

Si cette idée est juste, un sel manganeux instable doit se comporter comme la laccase. C'est ce que M. Bertrand a vérifié avec le gluconate de manganèse.

Ce sel oxyde l'hydroquinone comme le suc de l'arbre à laque.

Supposez qu'au lieu de combiner le manganèse à une substance relativement simple comme l'acide gluconique, M. Bertrand l'ait uni à une matière albuminoïde, il aurait reproduit l'oxydase avec tous ses caractères. Comme la laccase naturelle elle aurait été altérée et coagulée par la chaleur, précipitée par l'alcool Il eut fait une diastase artificielle, et si on peut faire une laccase par synthèse, pourquoi ne ferait-on pas aussi, par synthèse, une sucrase ? Pourquoi ne ferait-on pas une alcoolase ?

Mais de pourquoi en pourquoi, où vais-je bien me laisser entraîner ? Si loin sans doute que je vous égarerais avec moi, car le sentier est à peine tracé ; cependant j'imagine qu'il conduit à un bien beau pays.

Il faut donc s'arrêter et pour terminer revenir à Pasteur qui est notre point de départ et doit être notre point d'arrivée.

Lorsqu'en 1854, Pasteur fut nommé doyen de la Faculté des Sciences de Lille, il résolut d'étudier les fermentations et d'y consacrer une partie de ses leçons, parce que, nous dit son biographe, M. Vallery-Radot, une des principales industries du Nord est la fabrication de l'alcool ; et il espérait, en étant utile à ses auditeurs, attirer la sympathie générale sur la nouvelle Faculté. Pasteur a si bien réussi que, depuis sa fondation, la Faculté de Lille a toujours conservé cette sympathie du public qui est devenue un véritable amour pour l'Université agrandie. C'était chez Pasteur une conviction profonde que l'usine et le laboratoire doivent rester en relations continuelles.

Son œuvre est la preuve éclatante du profit que l'industrie peut tirer de la Science.

Dans ce temps de concurrence acharnée entre les
industries des diverses nations, la victoire restera
aux plus savants, et on a bien raison de dire « que
la puissance industrielle d'un pays depend de son
organisation scientifique (1) ». Un des plus illustres
chimistes d'Allemagne disait récemment à un de mes
amis qui le visitait dans son laboratoire : « Ce qui
fait la force de la science et de l'industrie allemandes,
c'est qu'elles sont étroitement liées. Tous les chefs
d'usine, tous les chimistes sont nos élèves, nous leur
venons sans cesse en aide, ils nous le rendent en
tenant toujours à notre disposition leur puissant
outillage ».

Il y a quelques semaines, je visitais une immense
usine de matière colorante dans la Prusse rhénane. Je
parcourais un laboratoire plein d'activité, merveilleu-
sement outillé, où plus de cinquante chimistes avaient
leur place. Comme je m'étonnais de leur grand
nombre. Ce ne sont point les chimistes employés de
la maison, me fut-il répondu, ce sont de jeunes
Docteurs sortis des Universités, qui désirent pour-
suivre des recherches. Ils trouvent ici, gratuitement,
les moyens de travail, et orientent leurs études
dans la direction qui leur plaît. Quel que soit le but
qu'ils poursuivent pourvu que la science progresse,
nous y trouverons toujours profit.

C'est ce large esprit, Messieurs, qui doit présider
aux relations de la Science et de l'Industrie. Je suis
assuré qu'à Lille il y a plus d'un industriel qui tien-

(1) HALLER. — Rapport sur les industries chimiques à l'Exposition
de Chicago.

drait le même langage. Car, dans le Nord de la France,
vous êtes tous convaincus que les laboratoires de
votre Université contribueront à la prospérité de vos
industries, de même que son enseignement littéraire,
juridique, historique, philosophique, élèvera encore
le niveau moral de votre pays.

Peuplez-la donc de vos fils, cette Université lilloise,
non pour qu'ils conquièrent des parchemins, mais
pour qu'ils réchauffent leur esprit à cet ardent foyer
de science indépendante.